AF463445

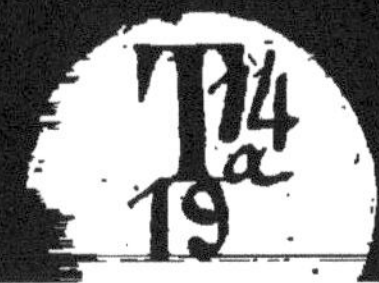

OBSERVATIONS

DE

MÉDECINE COMPARÉE

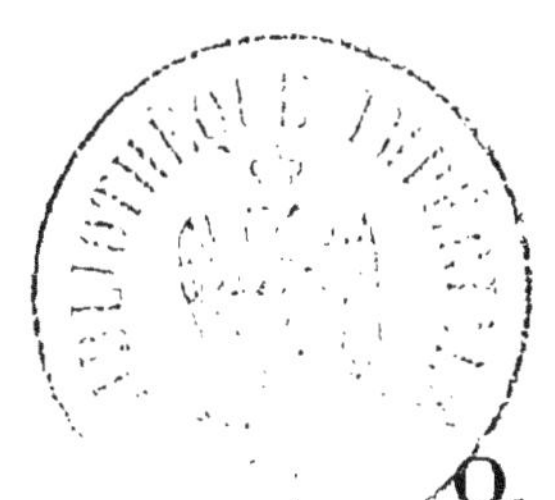

PAR

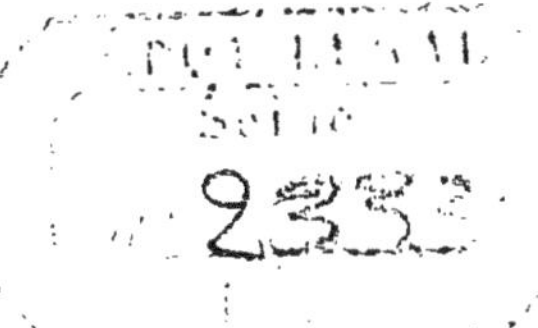

O. LARCHER

DOCTEUR EN MÉDECINE

ANCIEN INTERNE ET LAURÉAT DES HÔPITAUX DE PARIS

LAURÉAT DE L'INSTITUT DE FRANCE

DE LA FACULTÉ ET DE L'ACADÉMIE DE MÉDECINE DE PARIS, ETC.

PARIS

P. ASSELIN, SUCCESSEUR DE **BECHET Jne** ET **LABÉ**

ÉDITEUR DU RECUEIL DE MÉDECINE VÉTÉRINAIRE

PLACE DE L'ÉCOLE-DE-MÉDECINE

1869

Du même Auteur :

Des ulcérations intestinales dans l'érysipèle (Extrait des *Archives générales de médecine*, 6me série, t. IV. — Paris, 1864).

Contributions a l'histoire des polypes fibreux intra-utérins, a apparitions intermittentes (Extrait des *Archives générales de médecine*, 6me série, t. IX, p. 39, 193. — Paris, 1867). — Mémoire couronné par l'Institut de France et par l'Académie de médecine de Paris.

De la rupture spontanée de l'utérus et de quelques autres particularités, dans leurs rapports avec les polypes fibreux intra-utérins (Extrait des *Archives générales de médecine*, 6me série, t. X. — Paris, 1867). — Mémoire couronné par l'Institut de France.

Pathologie de la protubérance annulaire ; deuxième tirage, revu, corrigé et augmenté ; in-8° de IV-207 pages. — Paris, 1868). — Ouvrage couronné par la Faculté et par l'Académie de médecine de Paris.

Études cliniques et anatomo-pathologiques ; in-8°. — Paris, 1869.

Thérapeutique des maladies chirurgicales des enfants ; par T. Holmes, chirurgien de l'hôpital Saint-Georges, à Londres. — Ouvrage traduit de l'anglais et annoté par le docteur O. Larcher. — Un volume in-8° de plus de 800 pages, avec figures. — Paris, 1869.

21070 *ter* Paris. — Typographie de Renou et Maulde, rue de Rivoli, 144.

NOTE

SUR UN CAS

D'OBSTRUCTION DE L'ŒSOPHAGE ET DE L'ESTOMAC

PAR UN MORCEAU DE CORDE

CHEZ UN OISEAU DE L'ORDRE DES GALLINACÉS.

On signale généralement un assez grand nombre de corps étrangers comme pouvant produire l'obstruction de la partie supérieure des voies digestives chez l'homme et chez les animaux ; et pourtant, je ne sache pas qu'on ait indiqué jusqu'ici celui que je vais faire connaître. Dans la plupart des livres, il est, du reste, seulement question des corps étrangers avalés par les grands animaux.

Le fait que j'ai eu l'occasion d'observer me paraît donc mériter l'attention, en raison de la nature du corps étranger et de la classe à laquelle l'animal appartient ; et j'ajouterai d'avance qu'il mérite plus encore l'intérêt par une difficulté relative à son extraction, difficulté que l'on ne saurait prévoir en se basant uniquement sur l'analogie des faits observés sur l'homme ou sur les autres mammifères.

Le petit animal (un jeune faisan argenté, âgé de cinq mois) vivait dans les meilleures conditions, lorsqu'il lui arriva de vouloir tirer avec son bec l'un des bouts d'une corde qui servait à clore une des portes de la faisanderie. Trouvant une résistance d'abord assez grande, et sans doute pour la vaincre, il avala une faible portion de la corde et continua de tirer avec acharnement. La corde devenue libre enfin par l'une de ses extrémités, l'animal conserva le bout opposé dans la première partie de son œsophage. Alors, il fit de violents efforts pour se débarrasser du corps étranger, et, ne pouvant y parvenir, il essaya de l'avaler, ce qu'il fit en grande partie.

C'est dans ces conditions que nous sommes intervenus, mon père et moi, afin de délivrer la pauvre bête. Nous essayâmes d'abord d'extraire le corps étranger en combinant nos efforts ; l'un introduisant deux doigts dans les voies supérieures de la digestion, de façon à les maintenir béantes ; et l'autre exerçant des tractions modérées sur le bout de corde qui demeurait à l'extérieur. Cependant, malgré toutes les précautions que nous y apportâmes, nos tentatives furent inutiles ; nous rencontrions, en effet, une puissante résistance, qui nous semblait résider ou bien dans un nœud qui se serait fixé en un point rétréci du trajet, ou bien dans l'effet des contractions de l'estomac sur l'extrémité de la corde, qui, peut-être, était arrivée déjà jusque dans ce viscère. Nous parvînmes seulement à extraire un morceau du corps étranger, long de 0m.175, et dont le diamètre était de 0m.005. Nous le divisâmes alors aussi profondement que put nous le permettre l'introduction de longs ciseaux, et nous sentîmes manifestement, à travers les parties molles, que l'extrémité la plus voisine du morceau que nous abandonnions aux voies digestives demeurait fixée dans la position qu'elle occupait d'abord : nous n'avions donc rien gagné dans ce sens, et la laxité des tissus avait seule permis à l'œsophage de céder un peu à nos tractions.

L'animal parut éprouver un soulagement marqué après la section et le refoulement du morceau restant. Cependant, quelques instants plus tard, il eut une véritable syncope, qui dura environ cinq minutes ; après quoi, nous le vîmes se relever sur les pattes et marcher sans trop d'hésitation. Il avala même assez facilement quelques gorgées d'eau que nous lui avions ingérées pour provoquer les mouvements de déglutition,

Le reste de la journée se passa assez calme, et l'animal paraissait devoir aller mieux. Néanmoins, le lendemain matin, il expira avec les signes de l'asphyxie.

A l'*autopsie*, qui fut pratiquée plus tard, nous trouvâmes les divers organes dans les dispositions suivantes :

L'œsophage était rempli par une portion du corps étranger, dans sa partie inférieure seulement, c'est-à-dire depuis un espace situé à 0m.005 au-dessus de l'embouchure du jabot jusqu'au niveau de l'estomac glanduleux ; le jabot étant d'ailleurs complétement sain et vide de tout contenu (1).

Toute la cavité du ventricule succenturié était obstruée par le corps étranger, autour duquel le produit de secrétion de cette partie du tube digestif était abondamment versé.

(1) Ce dernier fait semblerait prouver que, si la plupart des matières ingérées dans le tube digestif des gallinacés sont d'abord reçues dans le jabot, d'autres peuvent franchir ces voies et, sans s'y arrêter, parvenir directement dans l'estomac musculeux ; de ce nombre peuvent être accidentellement les corps étrangers, tels que celui qui nous fournit le sujet de cette note ; et de ce nombre sont probablement aussi, d'une manière constante, les matériaux, tels que cailloux, qui, indépendamment des produits qu'ils peuvent fournir à l'économie, interviennent essentiellement dans la partie mécanique du travail digestif.

Enfin, la cavité du gésier, dont la couche épithéliale se détachait avec une extrême facilité, renfermait un corps globuleux, moulé sur les parois qui l'entouraient, et recouvert, sur quelques points, par de petits cailloux pareils à ceux que les gallinacés ont l'habitude d'avaler. Cette masse noirâtre obstruait à la fois l'orifice duodénal de l'estomac musculeux et l'orifice par lequel elle se continuait elle-même avec la portion de corde qui venait de traverser le ventricule succenturié. Les dimensions du corps globuleux, prises sur place, étaient de 0m.035 sur 0m.045, en diamètre.

Cette masse, déroulée, donnait une longueur de 0m.180 ; sa consistance et son aspect annonçaient qu'elle avait subi le commencement d'un travail de désorganisation.

Le tube intestinal était entièrement sain et ne contenait aucune portion du corps étranger.

En revanche, la trachée, dans sa partie la plus inférieure, et les bronches, à leur origine, étaient aplaties par suite de la pression fixe qu'avait exercée le morceau de corde. On trouvait, d'ailleurs, les poumons affaissés et revenus sur eux-mêmes ; ce qui indiquait suffisamment le défaut d'arrivée de l'air dans leurs cellules et l'asphyxie consécutive à laquelle l'animal avait succombé.

Remarques. — Ainsi que je le rappelais au début de cette note, le fait précédent présente quelques particularités à relever.

On sait, sans doute, la tendance qu'ont les gallinacés à avaler des corps étrangers, et l'on sait aussi qu'en général ils le font impunément. Si, dans le cas actuel, cela n'a pas eu lieu, cela tient apparemment à la nature même du corps étranger (puisqu'il n'était pas apte à servir au travail mécanique de la digestion) et à la longueur assez grande de la portion de corde ingérée (en tout 0m.475).

Nous voyons que, d'instinct, et n'ayant pu, comme le font souvent des oiseaux d'un autre ordre (les goëlands, par exemple), rejeter un corps étranger trop volumineux, l'animal essayait de l'avaler, sans s'effrayer de sa grande longueur. Ce qu'il avait fait, on est conduit à le faire chez l'homme, lorsqu'il s'agit de corps étrangers non vulnérants, susceptibles d'être digérés ou altérés en peu de temps, et qui ne peuvent être rejetés par le vomissement ; on espère alors les voir se dissoudre dans l'estomac ou être chassés au dehors par l'intestin ; et, dans ce but, on essaie de les faire pénétrer plus avant, soit par des manœuvres directes, soit en engageant le malade à faire des efforts de déglutition. Or, ce que l'animal avait fait d'instinct, ce que l'on fait quelquefois chez l'homme, ce qu'on fait en vétérinaire dans quelques cas, nous avons vainement tenté de le faire ici ; et notre insuccès nous paraît s'expliquer par la longueur assez grande des parties parcourues et obstruées par le corps étranger, ainsi que par la compression que la portion restante exerçait sur le point de bifurcation de la trachée. Si donc ce dernier point eût pu être franchi, la propulsion du corps étranger aurait pu se trouver justifiée par le résultat, quoique rien ne nous assure que la nature même du corps obstruant n'eût pas, par sa présence dans les intestins, donné lieu à des accidents d'une autre nature.

Quant à la difficulté que nous avons rencontrée, sans pouvoir la surmonter, lorsque nous avons voulu tenter l'extraction, qui paraissait être ici le moyen de traitement le plus rationnel, en raison de la nature du corps étranger et de la prise que nous croyions avoir sur lui, elle s'explique par l'immense force de résistance déployée par l'estomac musculeux durant nos tentatives de traction ; et cela ne doit pas nous surprendre, lorsque nous nous rappelons les faits bien connus (1) qui démontrent la puissance de l'action triturante du gésier (2).

---

(1) Dans quelques expériences faites par Réaumur *Sur la digestion des oiseaux*, premier Mémoire (*Mémoires de l'Académie des sciences de Paris*, p. 286. Paris, 1752), un tube de métal, qui ne pouvait être aplati entre les deux mors d'une pince qu'à l'aide d'une pression équivalente à plus de 437 livres, exercée sur chaque branche de l'instrument, éprouva cette déformation dans le gésier d'un dindon.

(2) La note qu'on vient de lire a été publiée en partie dans les *Comptes-rendus des séances de la Société de biologie*, 4e série, t. Ier, p. 152, Paris, 1865 (après présentation de la pièce anatomique), et reproduite dans la *Gazette médicale de Paris*, 3e série, t. XIX, p. 738, Paris, 1864.

NOTE

SUR UN CAS

D'ILLUSION GÉNÉSIQUE

OBSERVÉ

SUR DEUX OISEAUX DE L'ORDRE DES PASSEREAUX.

Les faits, de la nature de celui qui forme le sujet de cette note, doivent toujours offrir un certain intérêt à ceux qui étudient les écarts de la nature, au delà même de l'homme et des grands animaux ; et la comparaison de ces faits avec quelques autres exemples, plus ou moins semblables, ajoute encore à l'intérêt qu'ils méritent par eux-mêmes.

Il y a quelques années, nous tenions enfermés dans une assez grande volière plusieurs passereaux, qui appartenaient à des espèces et à des genres différents ; parmi eux, se trouvait un linot (*fringilla cannabina*, Linn.), mâle adulte, offrant un bel exemple d'albinisme limité aux plumes de la tête (1), et un mulet femelle, produit de l'union d'un chardonneret (*fringilla carduelis,* Linn.) avec une femelle de serin des Canaries (*fringilla Canaria,* Linn.). Vers le mois de juin, nous vîmes s'établir entre ces deux oiseaux une intimité assez grande, de la nature de celle qui précède ordinairement, chez les animaux de la même classe, le moment des amours. Peu de jours plus tard, nos soupçons se confirmaient et nos deux passereaux commençaient à construire leur nid : dans ce travail, chacun prenait une part très-active, et pourtant, à leurs allures respectives, on pouvait voir que le mulet remplissait les fonctions plus spécialement dévolues à la femelle dans l'édification du nid (2). Quand celui-ci fut achevé, nous vîmes l'oiseau hybride

---

(1) C.-D. Degland, dans son *Ornithologie européenne*, t. I, Paris, 1849, avait déjà signalé l'existence de linots blancs ou tapirés de blancs ; mais personne ne paraît avoir noté, chez le linot, l'albinisme limité à la tête, le reste du plumage conservant la coloration régulière la plus belle. On sait pourtant, d'une manière générale, que l'albinisme et le mélanisme s'observent assez fréquemment, à l'état partiel, chez cet oiseau.

(2) Le linot mâle ne partage généralement avec la femelle ni le travail de la nidification, ni les soins de l'incubation.

s'y placer pendant plusieurs heures, le linot le remplaçant seulement à courts intervalles. Cette incubation illusoire dura quelques jours, sans qu'aucun œuf eût été pondu ; néanmoins les deux oiseaux paraissaient prendre un grand soin de leur *précieux dépôt*, et le nid ne demeurait jamais abandonné à lui-même.

Après environ cinq ou six jours, une femelle de serin des Canaries, que nous tenions dans une cage isolée, ayant pondu un œuf, nous hasardâmes de le glisser dans le nid de nos deux oiseaux, sans qu'ils pussent s'en apercevoir : dès lors, leurs soins redoublèrent, et, après quatorze jours d'incubation, avait lieu l'éclosion. Aucun autre œuf n'était venu se joindre à celui que nous-même avions déposé dans le nid ; les deux oiseaux qui avaient veillé à son éclosion se chargèrent d'élever le petit, lui donnant ainsi la becquée, comme auraient fait ses parents, et ils ne l'abandonnèrent à ses propres forces, que quand il fut en état de manger et de courir seul.

Alors le nid fut délaissé, à son tour, et les deux oiseaux, continuant à vivre dans la même volière, parurent oublier qu'ils s'étaient connus.

Le fait que je viens de rapporter dans ses principaux détails, fut observé en 1862 ; je l'avais recueilli alors, à titre de simple note, sans y attacher d'autre intérêt que celui de la curiosité qu'éveillent toujours les faits peu communs. Or, récemment, à l'occasion de recherches particulières, je lisais, dans le *Journal de médecine* de Corvisart, quelques observations, recueillies par Girard, et relatives à des cas de *Gestations apparentes suivies de faux travail chez les animaux* (1); dans un premier cas, il s'agit d'une petite chienne qui avait déjà mis bas plusieurs portées. « Elle fut couverte ; son ventre grossit, ses mamelles « devinrent plus volumineuses, et l'on voyait dans l'abdomen des mou- « vements prononcés. Au bout de quelques mois, elle fit des efforts « comme pour accoucher. Le ventre s'affaissa, les mamelles se rem- « plirent de lait. Cette chienne poussait des cris pour appeler ses pe- « tits. Cet état dura quatre jours. » Dans un second cas, « une chatte, « déjà plusieurs fois mère, éprouva absolument les mêmes symptômes « de gestation et ne mit bas aucun petit. » Enfin le troisième fait concerne « une vache qui fut saillie par un taureau et qui en imposa par « l'accroissement de son ventre jusqu'au huitième mois de la gesta- « tion. Cette prétendue gestation disparut du soir au lendemain ; la

(1) *Observations de fausse grossesse dite nerveuse*, par le citoyen Girard (extrait donné par J. Husson dans le *Journal de médecine* de Corvisart), t. Ier, vendémiaire an IX, p. 471. Paris.

« vache semblait demander son veau. On en trouva, dans le voisinage, « un qu'on lui donna à nourrir. »

Dans une des dernières *Etudes médico-légales* qu'il a publiées, M. le professeur A. Tardieu a précisément reproduit les trois observations que nous venons de rapporter, et, quoique « ces faits soient incom-« plets et aient besoin d'être éclaircis par une observation moins su-« perficielle, néanmoins, il ne croit pas qu'on puisse ne pas être « frappé de ce qu'ils renferment de données fécondes pour l'interpré-« tation des grossesses illusoires. C'est ainsi, ajoute-t-il, qu'à chaque « pas, à travers les parties les plus obscures de l'histoire des maladies « de notre espèce, on sent de quel secours seraient les lumières nou-« velles de la pathologie comparée (1). »

M. A. Tardieu, dans les conclusions placées à la fin de son *Etude*, pense que « les signes qui (2) caractérisent les grossesses apparentes « doivent tous se rattacher, comme point de départ, soit à une affec-« tion organique, soit à une affection nerveuse (le plus souvent hysté-« rique), soit à la simulation, soit à la folie (3). » A laquelle de ces causes rattacherons-nous le fait que nous rapportons aujourd'hui? Évidemment nos deux oiseaux, dans l'accomplissement de la tâche qu'ils se sont imposée, ont cédé à l'influence d'une illusion génésique; mais, où cette illusion a-t-elle pu trouver sa source? Si, aux détails que renferme déjà notre observation nous ajoutons que, dans la même volière, plusieurs couples d'oiseaux du même ordre et quelques-uns du même genre, sous l'empire de la même influence saisonnière, travaillaient à la même époque à la nidification, n'y aurait-il pas lieu de faire intervenir ici comme cause l'*imitation?* Quant au choix singulier qu'ont fait l'un de l'autre les deux artisans du nid, doit-il beaucoup étonner, si l'on songe à certaines de ces unions, quelquefois immorales, souvent au moins bizarres, que l'on observe trop souvent dans notre espèce? Peut-être, pourrait-on chercher à l'expliquer par l'absence d'individu femelle de la même espèce, en ce qui concerne le linot renfermé dans notre volière? Quant au produit hybride, résultat de l'union d'un serin femelle avec un chardonneret mâle, son choix me paraît d'autant plus remarquable qu'il avait porté sur un individu appartenant à un genre différent de celui de ses deux parents; il eût pu, en effet, s'il l'eût voulu, s'unir soit à un serin, soit à un chardonneret.

---

(1) A. Tardieu, *Étude sur l'avortement et les grossesses fausses et simulées*, p. 200. Paris, 1864.

(2) Dans notre espèce.

(3) *Loc. cit.*, p. 201.

On sait, du reste, que les mulets qui proviennent d'une origine pareille à celle du nôtre, s'apparient facilement soit entre eux, soit avec des serins ; mais il en résulte rarement des œufs féconds ; et cette fécondité, quand elle a lieu, se perd généralement dès la seconde génération (1).

Je ne saurais dire s'il y a eu ici, entre nos deux oiseaux, d'autres relations que celles destinées à la construction du nid ; mais, du reste, l'*illusion génésique* peut se manifester au milieu des conditions d'organisation où l'on songerait le moins à la rencontrer. A cette occasion, je rappellerai l'histoire de cette fille que cite M. le professeur A. Tardieu : « Elle était âgée de plus de soixante ans et se disait mariée se-« crètement à un vieux médecin. Elle se mit au lit un matin et fit « toutes ses dispositions pour accoucher commodément. Les plaintes, « les cris se prolongèrent jusqu'au soir, au milieu des éclats de rire « des autres aliénées, que cette scène inattendue égayait singulière-« ment. Vingt fois cette monomaniaque avait fait part de son état de « grossesse, dont à présent elle évite soigneusement de parler, dans « la crainte qu'on en fasse un sujet de plaisanterie. »

Après la lecture attentive des faits que nous venons de comparer, il nous semble qu'on peut, une fois de plus, reconnaître les rapports qui existent, en dehors de l'état normal (2), comme à l'état physiologique, entre l'homme et les animaux (3).

---

(1) Duvernoy, article PROPAGATION, dans le *Dictionnaire universel d'histoire naturelle,* par Ch. d'Orbigny, t. X, p. 547. Paris, 1847.

(2) Sans doute, en ce qui concerne l'origine des particularités dont nous avons été témoin, dans le fait que nous rapportons, on peut accorder qu'une grande part d'influence revient à l'instinct de la propagation; mais on ne saurait méconnaître qu'il y a eu aberration de cet instinct, circonstance importante, qui suffit à établir qu'il s'agit bien d'un fait pathologique.

(3) Note lue, en partie, devant la Société de biologie, dans la séance du 30 septembre 1865 (*Comptes-rendus des séances de la Société de biologie*, 4e série, t. II, année 1865, p. 167. Paris, 1866), et insérée dans la *Gazette médicale de Paris*, 3e série, t. XXI, p. 105. Paris, 1866.

NOTE

SUR UN CAS

D'HYDROPISIE DE LA VÉSICULE BILIAIRE

AVEC OBLITÉRATION CICATRICIELLE DU CANAL CYSTIQUE

CHEZ UN OISEAU DE L'ORDRE DES GALLINACÉS.

Parmi les hydropisies cystiques dues à l'accumulation anomale d'un produit de sécrétion dans une cavité naturelle accidentellement close, l'hydropisie de la vésicule biliaire est une de celles dont l'étude est parvenue chez l'homme à un grand degré de précision.

Son existence n'a pas été seulement bien constatée et figurée (1), au point de vue de l'anatomie pathologique; elle a encore fourni la démonstration clinique du rôle physiologique de la vésicule biliaire. On a pu constater, en effet, que le produit de sécrétion de cette vésicule est un mucus, des plus purs, qui se mêle habituellement à la bile, à laquelle il communique une viscosité particulière, dont elle est dépourvue dans le canal hépatique, et qu'elle ne peut acquérir dans les cas d'oblitération du canal cystique, selon la remarque déjà ancienne formulée par Bernard (de Leyde) (2).

Chez l'homme, il n'est pas rare de voir ainsi la vésicule biliaire considérablement distendue par son mucus (3); et la physiologie pathologique de ce phénomène a été poursuivie avec soin, dans ses détails,

(1) J. Cruveilhier, *Anatomie pathologique*, avec planches, livraison XXIX, pl. 4.

Rokitansky, *Lehrbuch der pathologischen Anatomie*, 1861, t. III, p. 281.

(2) Bernard (de Leyde), *Spec. inaugur. sistens quest. medic. argum.* Lugduni Batavorum, 1796.

(3) Ch. Robin, *Leçons sur les humeurs normales et morbides du corps de l'homme*, p. 473. Paris, 1867.

Godin, *Oblitération du col de la vésicule biliaire par un calcul; liquide synovial dans la vésicule.* (*Bulletins de la Société anatomique de Paris*, 1835, 1re série, t. X.)

Barth, *Oblitération cicatricielle du canal cystique; liquide aqueux incolore dans la vésicule.* (*Ibid.*, 1840, 1re série, t. XV.)

Sonnié-Moret, *Ibid.*, 1835, 1re série, t. X.

Bourdon, *Ibid.*, 1840, 1re série, t. XV.

Deville, *Ibid.*, 1846, 1re série, t. XXI.

Lacaze-Duthiers, *Ibid.*, 1847, 1re série, t. XXII.

en même temps qu'on a déterminé dans quelles circonstances peut se produire l'oblitération qui entraîne le développement de l'hydropisie dans la vésicule.

Sans insister sur les particularités à la connaissance desquelles l'analyse chimique et l'examen microscopique ont conduit les observateurs, relativement aux caractères du liquide contenu dans la vésicule biliaire atteinte d'hydropisie (1); il est important de remarquer que, lorsque l'occlusion du sac s'oppose à un nouvel afflux de la bile dans son intérieur, celle qui s'y trouvait au moment de l'occlusion persiste d'abord, puis disparaît sans laisser de trace la plupart du temps : le liquide devient alors de plus en plus clair ; il perd sa coloration et finit par ne plus être qu'un fluide tout à fait incolore. Cependant, la paroi de la vésicule continue à sécréter du mucus, qui, plus tard, se liquéfie davantage et se transforme en une substance albumineuse, ressemblant à de la sérosité simple, à laquelle se mêle une transsudation séreuse provenant de la paroi.

On voit par là que l'état pathologique dont la vésicule est atteinte n'est pas de nature véritablement hydropique, mais que c'est bien plutôt une pseudo-hydropisie (2), qui résulte d'abord de la liquéfaction du mucus, puis de la sécrétion séreuse consécutive : aussi est-elle considérée comme secondaire et de nature essentiellement irritative, ce qui l'a fait ranger au nombre des catarrhes muqueux (3).

En parcourant les principaux recueils et traités de médecine vétérinaire et les rares ouvrages publiés jusqu'à ce jour sur la médecine comparée, j'ai remarqué le silence à peu près général des auteurs sur l'affection que je viens d'indiquer (4).

Le seul ouvrage dans lequel il en soit fait mention est celui de Heusinger, qui malheureusement ne nous donne aucun détail sur le sujet : l'hydropisie de la vésicule du fiel, dit-il, s'observe quelquefois

---

(1) Ad. Gubler, *Oblitération de la vésicule biliaire par un calcul; analyse par M. Quévenne du liquide muqueux dont elle était remplie.* (*Comptes-rendus des séances de la Société de biologie*, 1850, 1re série, t. II, p. 144. Paris, 1851.)

Fr. Théod. Frerichs, *Traité pratique des maladies du foie;* traduction de MM. L. Duménil et J. Pellagot, p. 689. Paris, 1862.

(2) Jul. Vogel, *Pathologische Anatomie*, t. I, p. 35.

(3) R. Virchow, *Pathologie des tumeurs;* traduction de Paul Aronssohn, t. I, p. 254. Paris, 1867.

(4) S. Verheyen (article CALCULS, in *Nouveau Dictionnaire pratique de médecine et de chirurgie vétérinaires,* publié par MM. H. Bouley et Reynal, t. II, p. 684. Paris, 1856) indique bien la dilatation des voies biliaires comme

chez l'homme, et, pour ce qui concerne les animaux, elle se rencontre, « comme dans l'homme, quelquefois dans le cochon et les rumi- « nants (1). »

Cette indication est la seule que nous ayons pu retrouver, relativement aux mammifères ; et, quant aux oiseaux, dont l'appareil hépatique a été pourtant étudié avec soin par plusieurs observateurs, nos recherches ont été complétement infructueuses : la possibilité d'une hydropisie de la vésicule biliaire n'est chez eux pas même indiquée. Aussi nous a-t-il paru intéressant de publier un exemple récent de cette lésion que nous venons d'observer, mon père et moi, sur un coq appartenant à la race crèvecœur, et qui prouve une fois de plus que les lésions d'un même appareil ont souvent entre elles une grande ressemblance, dans les diverses espèces animales.

La pièce anatomique sur laquelle a porté notre observation n'offrait de modifications pathologiques appréciables qu'au niveau de la vésicule biliaire et du canal cystique. Le reste de l'appareil hépatique réunissait les diverses conditions de l'état normal. La face inférieure de la glande n'était même que très-légèrement déprimée par le réservoir biliaire, qui mesurait en longueur 6 centimètres $^1/_2$, et en largeur 2 centimètres $^1/_2$ sur un point, 1 centimètre $^1/_2$ sur un autre.

Ce réservoir se montrait tout d'abord fort distendu et très-résistant

---

consécutive à leur obstruction par des calculs; mais il ressort des détails qu'il donne, qu'il veut parler surtout de l'obstruction et de la dilatation du canal cholédoque, et non pas de celles de la vésicule biliaire en particulier. Si, dans un passage de son article, S. Verheyen indique la dilatation de la vésicule comme un résultat du séjour de calculs dans son intérieur, il n'a pas fait mention de la possibilité d'une hydropisie comme conséquence de l'obstruction du canal cystique.

M. L. Lafosse (*Traité de pathologie vétérinaire*, t. III, 1re partie, p. 401. Toulouse, 1867) ne dit qu'un mot de la *distension extrême de la vésicule*, qui peut survenir comme conséquence de l'obstacle apporté par les calculs au passage de la bile.

Il est regrettable que MM. J.-E.-L. Falke (*Die Principien der vergleichenden Pathologie und Therapie der Haussaügethiere und des Menschen*, p. 199. Erlangen, 1860) et J.-P. Gleisberg (*Lehrbuch der vergleichenden Pathologie*, p. 606. Leipzig, 1865), qui ont donné, dans leurs livres, une place à part à l'énumération générale des causes de l'obstruction des voies biliaires, et qui ont indiqué l'hydropisie de la vésicule comme pouvant en être la conséquence, n'aient pas cru devoir nous faire connaître sur quelles espèces animales on a jusqu'ici observé cette dernière lésion.

(1) Ch.-Fr. Heusinger, *Recherches de pathologie comparée*, vol. I, p. 86. Cassel, 1847.

au toucher, comme s'il renfermait des concrétions dans son intérieur. Cependant, en l'examinant par transparence, on acquérait la certitude qu'il ne contenait aucune masse opaque; et, d'autre part, on percevait facilement la fluctuation, qui se transmettait d'une extrémité à l'autre de la vésicule.

Celle-ci, examinée au point de vue de sa forme, n'était pas également dilatée dans toute son étendue; elle paraissait être comme bilobée, la partie moyenne de sa longueur n'ayant pas subi une dilatation égale à celle des deux extrémités. La transmission de la fluctuation d'une moitié à l'autre autorisait pourtant à penser que les deux parties communiquaient entre elles; et l'examen de la surface interne de la vésicule permit d'établir que l'aspect bilobé ne s'étendait pas au delà de la surface extérieure (1).

Le liquide qui distendait la poche biliaire était doué d'une consistance de mucilage et d'une coloration d'un brun jaunâtre, qui obscurcissait un peu sa transparence. Son poids total s'élevait à 12 gr. 56, et sa densité était de 1.076 à la température de 23° centigrades 5. Sa réaction était légèrement *acide* (2), et sa composition élémentaire comprenait 129 parties d'eau pour 71 parties de matériaux solides : carbonate de chaux (traces), chlorure de sodium, chlorure de potassium, phosphates

---

(1) La vésicule n'était reliée en aucun point à la glande hépatique par ces voies de communication directe auxquelles on a donné le nom de *canaux hépato-cystiques*.

(2) Cette particularité est importante à relever, attendu que, dans les exemples d'hydropisie de la vésicule biliaire qui ont été recueillis sur l'homme, le liquide était doué d'une réaction alcaline.

Quant au fait de l'acidité en lui-même, il n'a rien qui nous surprenne; puisque, contrairement à une opinion encore généralement répandue, M. Cl. Bernard a fait remarquer que le liquide biliaire n'a pas une réaction identique sur tous les points du trajet qu'il parcourt. Ainsi, tandis qu'il est alcalin dans le canal hépatique, il varie de réaction dans la vésicule biliaire, suivant le genre de nourriture. (Cl. Bernard, *Journal de l'Institut*, p. 64. Paris, 1848.) Or, la variété de l'alimentation, chez les poules qui vivent à l'état de domesticité, tantôt comme des herbivores et tantôt dans les conditions des carnivores, rend un compte suffisant de l'acidité du contenu de la vésicule biliaire, dans le cas que nous avons observé. Si l'animal avait été sacrifié quelques jours ou peut-être quelques heures plus tard, les éléments biliaires auraient sans doute complétement disparu, et avec eux l'acidité légère que nous avons constatée. Le contenu de la vésicule biliaire aurait été formé seulement par le produit de sécrétion qui lui est propre, et nous aurions constaté son alcalinité, comme dans les cas de ce genre qui ont été recueillis sur l'homme.

de chaux et de magnésie, et matières organiques (mucosine, albumine et traces de matières biliaires) (1).

Les parois de la vésicule n'avaient pas subi d'altération appréciable, et la dilatation ne paraissait pas avoir entraîné une diminution notable dans leur épaisseur.

Le liquide et les parois qui le contenaient n'offrant aucune apparence capable d'expliquer son accumulation dans la vésicule, il était naturel d'en rechercher la cause dans une altération de l'un des points du canal cystique. Or, celui-ci, dont la longueur mesurait 3 centimètres $^{1}/_{2}$, était lui-même très-dilaté dans toute son étendue, et notamment au niveau de son union avec le corps du réservoir. En revanche, il se montrait obstrué à son embouchure dans le canal cholédoque : il était, en ce point, complétement oblitéré par l'union intime de ses parois, que réunissait un tissu d'apparence cicatricielle, et l'on voyait y aboutir de petits plis de la muqueuse, qui se présentaient sous forme de rayons (2).

Quelle qu'ait été la cause de cette disposition pathologique, dont rien ne m'a permis de retrouver l'origine dans un état phlegmasique des points même les plus voisins, je crois qu'on est autorisé à lui dénier une date très-ancienne. Il ressort, en effet, des détails que j'ai donnés en parlant des caractères du liquide, que celui-ci renfermait des traces de matières biliaires. Or, on sait qu'au bout d'un temps assez court, lorsque la bile cesse de pouvoir affluer dans le réservoir biliaire, les principes qui la caractérisent disparaissent sans laisser de trace, et que le liquide contenu dans la vésicule oblitérée finit par n'être plus constitué que par le produit particulier qu'elle sécrète elle-même (3).

---

(1) Les caractères physiques et chimiques que je viens d'indiquer ont été relevés devant moi par les soins éclairés de M. Machet, ex-interne en pharmacie et lauréat des hôpitaux de Paris.

(2) On a observé sur l'homme des exemples de cette disposition. Je rappellerai, parmi eux, ceux qui ont été présentés à la Société anatomique de Paris par mon excellent maître M. Barth (*loco citato*), et par M. Boudet (*Rétrécissement cicatriciel du canal cystique*, in *Bulletins de la Société anatomique*, 1re série, t. XIII, p. 301. Paris, 1838).

(3) Je regrette de ne pouvoir dire si l'animal offrait d'autres dispositions pathologiques, attendu que je n'ai pu examiner que son appareil hépatique; mais je puis affirmer qu'il n'était point ictérique, ce qui du reste est parfaitement conforme avec la localisation de la lésion, qui ne s'opposait point au libre écoulement de la bile.

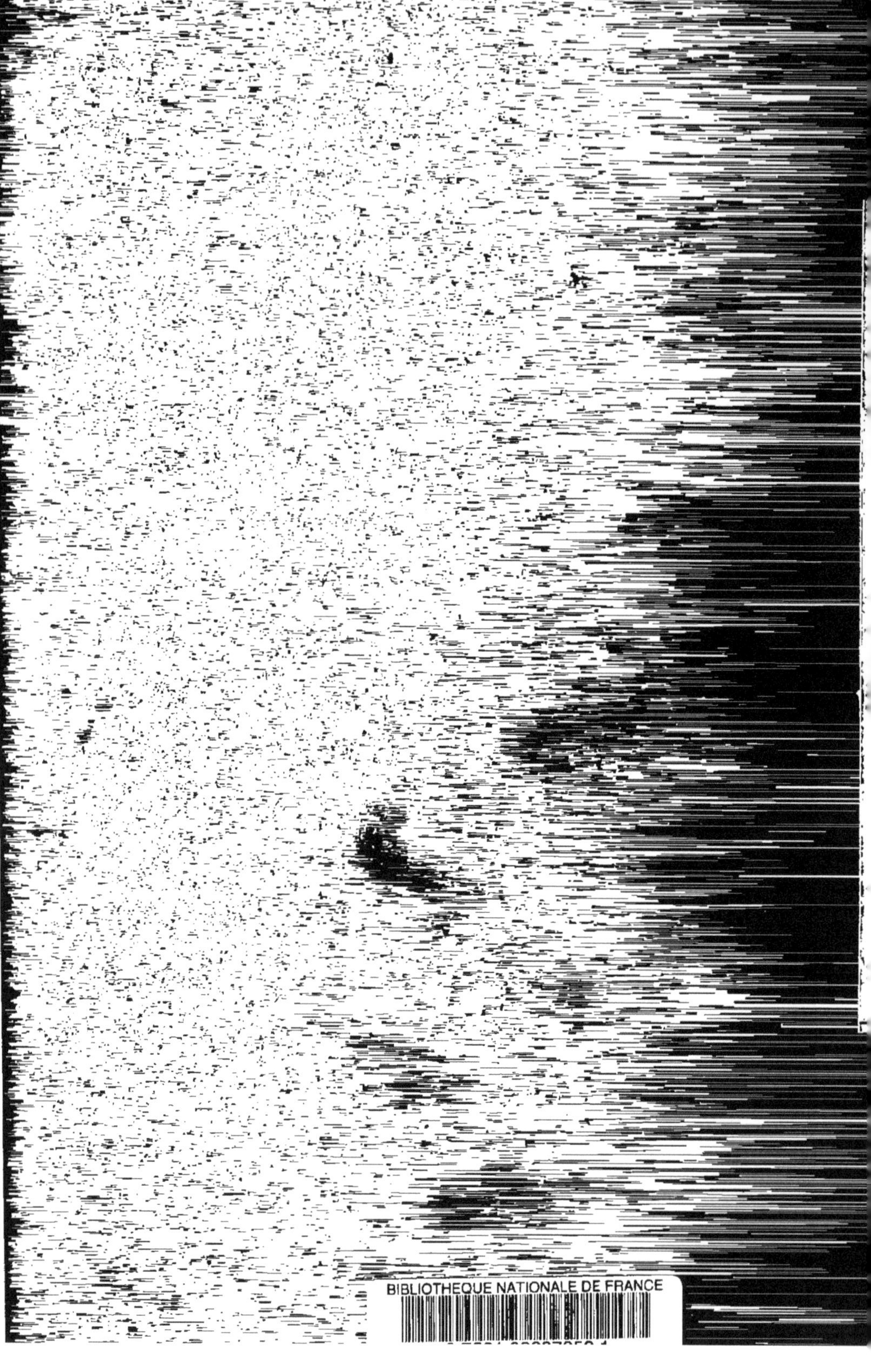

www.ingramcontent.com/pod-product-compliance
Ingram Content Group UK Ltd.
Pitfield, Milton Keynes, MK11 3LW, UK
UKHW012311240726
13966UKWH00005B/1807

9 782011 791597